I0071005

## SUR L'ANATOMIE PATHOLOGIQUE

ET

# LA PATHOGÉNIE DU BÉRIBÉRI

PAR

## G. GUINON

INTERNE DES HÔPITAUX

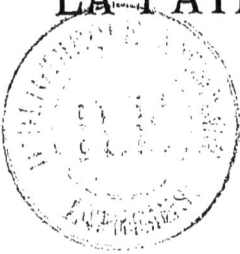

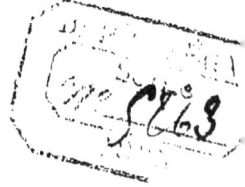

Dans un travail très complet paru il y a deux ans, mais où il s'occupait surtout, il est vrai, des symptômes de la maladie, M. B. Scheube (1), s'appuyant sur trois autopsies, avait fait du *kakké* du Japon ou *béribéri* une *névrite multiple subaiguë* due à un *poison spécifique*. Depuis il a continué ses recherches, non plus au Japon, où on lui suscitait trop de difficultés pour les autopsies, mais à Batavia, où le béribéri règne également à l'état endémique. A l'occasion de la publication de ce second mémoire (2), où M. Scheube donne nettement une opinion s'appuyant sur

---

(1) Scheube. — *Die japanische Kakke* (beri-beri). Hirschfeld. Leipsig, 1882.

(2) Scheube. — *Weitere Beiträge zur path. An. und Histol. der Beriberi* (Kakke). (*Virchow's Arch.* B. 95, p. 146, 1884.)

Td 59
150

un assez grand nombre d'autopsies, nous avons pensé qu'il ne serait pas sans intérêt de passer en revue les diverses opinions qui ont été émises, au moins nouvellement, sur cette maladie exotique. Quant aux idées antérieures, encore bien hésitantes d'ailleurs, on les trouvera résuméesetanalysées dans les articles des dictionnaires(1): nous n'y reviendrons donc pas.

Les avis sont en effet très partagés ; et d'ailleurs la diversité des symptômes qui caractérisent cette maladie, explique les nombreuses divergences qui se sont produites parmi les médecins qui ont cherché à en donner l'interprétation pathogénique. Sans parler des cas suraigus, dans lesquels le malade meurt avec presque tous les symptômes de l'attaque d'asystolie, le béribéri, dans sa marche la plus habituelle, revêt deux formes principales ; la forme œdémateuse et la forme paralytique. Ainsi, il y a à interpréter d'une part l'œdème et les hydropisies, d'autre part, la parésie, les troubles de sensibilité, l'atrophie musculaire et dans les deux formes, ces troubles cardiaques et respiratoires qui viennent souvent mettre fin à la maladie.

La plupart des auteurs se sont adressés à l'anatomie pathologique pour trouver dans les lésions observées après la mort, l'explication des troubles qu'ils avaient notés pendant la vie. L'anasarque, les hydropisies séreuses, la dégénérescence graisseuse des muscles, du cœur, tous ont trouvé ces altérations. Mais il fallait remonter plus haut et en rechercher la cause première. C'est ici que les opinions se divisent.

Se fondant sur des résultats obtenus constamment dans cinquante autopsies, Lodewijks et Weiss (2) font remonter la cause des divers symptômes à une endarté-

(1) Rochard. — Art. béribéri (Nouv. dict. de méd. et de chir.). — Le Roy de Méricourt. — Art. béribéri. (Dict. encyc. des sc. méd.).

(2) Lodewijks. — Geneeskundig Tidjschrift voor Neerlandisch Indie. N. S. VIII, p. 17, 1878. Lodewijks et Weiss, ibid. N. S. X., p. 589, 1881.

*rite de l'aorte et des grosses artères* de la partie supérieure du corps. Cette endartérite réagirait d'une façon fâcheuse sur le mécanisme du cœur, qui s'hypertrophierait d'abord pour subir ensuite la dégénérescence graisseuse. Cette théorie, insuffisante en ce qu'elle n'explique qu'une partie des troubles observés pendant la vie, pèche d'ailleurs par son point de départ, car les altérations notées par ces deux auteurs, n'ont pas été, constamment du moins, observées par d'autres. Scheube, qui, dans ses vingt autopsies, a toujours recherché avec soin l'athérome, ne l'a rencontré qu'à un très faible degré, et en outre, dans sept cas, les malades en étaient complètement indemnes. Ce n'est donc pas de ce côté qu'il faut chercher la nature intime de l'affection qui nous occupe.

Nous ne mentionnons que pour mémoire l'opinion d'Erni (1) qui fait de l'inoffensif *ankylostôme duodénal*, très fréquent à Java, et qu'il a par suite souvent rencontré dans ses autopsies, la cause première de la maladie.

Le béribéri est endémique au Brésil et dans ce pays on s'est également efforcé d'en découvrir la nature. Pacifico Pereira, professeur à la Faculté de Bahia, en donne la définition suivante : « dystrophie constitutionnelle endémo-épidémique due à une anoxhémie déterminée par des conditions climatologiques spéciales, caractérisée par des perturbations profondes dans les fonctions sensitivo-motrices et dans la circulation, de marche progressive et centripète, se terminant par la paralysie et l'asphyxie (2) ».

Qu'y a-t-il au fond de cette définition ? On n'y trouve guère qu'une énumération des diverses formes de la maladie qui est déterminée, dit-il, par des conditions climatologiques spéciales. Quelles sont donc ces conditions climatologiques, et comment agissent-elles pour produire cette dystrophie due à une anoxhémie ? M. Burel, qui commente et soutient les opinions du médecin brésilien,

---

(1) Erni. — *Ibid.*, N. S. XI, p. 97, 1882.
(2) P. Pereira. — *Sobre a etiologia e a pathogenia do béribéri* (Gaz. med. de Bahia, 1881 et 82.)

essaie dans une thèse soutenue l'année dernière, de nous en donner l'explication (1). ·

Il admet trois causes : 1° la haute température et l'humidité ; 2° les professions sédentaires; la mauvaise hygiène, etc. ; 3° et enfin, comme cause prédisposante, tout ce qui amène l'anémie. Cette anémie, à laquelle le malade était déjà prédisposé, produit la dégénérescence graisseuse plus ou moins généralisée que l'on trouve à l'autopsie. Voyez, dit M. Burel, les animaux enfermés dans de l'air saturé d'eau et à la température de 37°,5. C'est bien là la réalisation expérimentale des conditions physiques dans lesquelles se trouvent les malades atteints de béribéri. Eh bien ! ces animaux meurent avec des phénomènes de paralysie, et, à l'autopsie, on trouve de la dégénérescence graisseuse du cœur, des muscles, etc. Chez nos malades, que cette dégénérescence porte sur les muscles de la vie organique, vous aurez la forme paralytique et atrophique du béribéri; qu'elle porte sur le cœur, vous aurez la forme œdémateuse, qui n'est autre chose que de l'asystolie. Quant à ces formes foudroyantes du béribéri signalées par François (2), ce ne seraient que des attaques d'angine de poitrine par ischémie cardiaque. Pour ce qui est de la terminaison par asphyxie, qui s'observe dans certaines formes non œdémateuses, elle s'expliquerait, suivant l'auteur, par l'anémie pulmonaire résultant du travail insuffisant d'un cœur stéatosé.

Les conditions climatériques qui, selon P. Pereira et Burel, sont prédominantes dans l'étiologie du béribéri, ont été aussi invoquées par un autre médecin, qui interprète tout différemment leur action. Pour M. Féris (3) en effet, ce sont surtout les alternatives de chaud et de froid, l'humidité habituelle des pays où l'on observe la maladie,

(1) Burel. — Etude sur l'étiol. et la pathog. du béribéri. — Th. Paris, 1883.

(2) François. — Arch. de méd. nav., 1879.

(3) éris. — Arch. de méd. nav., août, 1882.

qui jouent le principal rôle dans la production de l'épanchement de sérosité hors des vaisseaux. Les phénomènes paralytiques seraient sous la dépendance d'une hydro-myélie.
Voici quel serait pour lui l'enchaînement des divers troubles observés. Le froid et l'humidité amènent une contrac
tion des vaisseaux de la peau, d'où congestion de la moelle
et hydromyélie; d'où consécutivement paralysie des vaso-
moteurs par compression de la moelle, œdème du tissu
cellulaire sous-cutané, épanchements dans les séreuses.
On aurait pu demander pourquoi la congestion produite
par la contraction des vaisseaux cutanés ne se manifestait
que sur la moelle et jamais sur les autres organes tels que
foie, poumon, etc. L'auteur a prévu l'objection et il explique cette sorte de localisation spéciale de l'hyperémie,
par une plus grande délicatesse de la moelle, dont les vaisseaux résisteraient moins bien que ceux des viscères. Mais
alors, pourquoi le malade atteint d'insuffisance mitrale
présente-t-il de la congestion du foie, du poumon, avec cet
œdème quelquefois énorme des membres? Pourquoi n'a-t-
on pas aussi décrit une moelle cardiaque, comme un foie
cardiaque? En un mot, pourquoi tous les malades à circulation entravée ne présentent-ils pas les symptômes
du béribéri? L'épanchement devrait cependant dans ces
cas prédominer du côté de la moelle, puisque celle-ci est
plus délicate que les autres organes.

Plus récemment, M. Féris a repris l'étude du béribéri
pour chercher à l'identifier avec le *myxœdème* (1). Il dote
ces deux maladies du même nom et les appelle *hydroparésie névro-vasculaire*. En effet, la théorie qu'il applique au
béribéri se trouve être bonne aussi pour le myxœdème.
Car, c'est en s'appuyant non seulement sur l'analogie des
symptômes, mais encore sur l'identité de la pathogénie et
de l'étiologie, qu'il cherche à démontrer que les deux
affections n'en font en réalité qu'une.

Dans toutes deux en effet nous trouvons, pour ne citer

(1) Féris. — *Gaz. hebd.*, juin, 1883, n° 23.

que les principaux symptômes, de *l'œdème*, des phénomènes de *paralysie*, de l'abaissement de la température,
des troubles cardiaques. Quant à l'étiologie, on rencontre
surtout le myxœdème en *Bretagne*, dans des contrées ex-
posées à l'humidité et aux changements brusques de température, en plein gulf-stream ; ce qui constitue un climat
absolument analogue à celui des pays où le béribéri est
endémique. Des deux côtés, nous trouvons en outre, une
immunité complète au-dessous de quinze ans, et l'auteur
en donne ainsi l'explication. Selon lui, avant cet âge, le
canal rachidien n'étant pas encore consolidé complètement,
il pourrait se produire de l'hydromyélie sans qu'il y eût
compression de la moelle, parce que ce serait le canal
osseux qui céderait et se dilaterait sous la pression de l'é-
panchement. Il n'est pas jusqu'au traitement qui ne soit le
même dans les deux affections, où l'on emploie avec plus
ou moins de succès la faradisation, la strychnine et surtout
le changement de climat.

De toutes ces analogies, l'auteur conclut à l'identité
absolue des deux maladies, et termine en disant : « le myxœdème n'est que du béribéri nostras. On peut les appeler
tous deux hydroparésie névro-vasculaire... et les défi-
nir : un trouble vaso-moteur déterminant de l'anasarque
et de l'hydromyélie, avec quelquefois prédominance d'un
des deux phénomènes, et survenant surtout sous l'influence
des modificateurs météorologiques. »

Accordons, si l'on veut, à M. Féris l'analogie de climat
des pays où l'on rencontre les deux affections, quoique
sur ce seul point il y ait déjà, il nous semble, bien à redire.
Mais si l'on compare entre elles, d'une façon un peu plus
approfondie, la symptomatologie, la marche des deux maladies, on ne trouve plus cette identité absolue que l'auteur décrit. Au point de vue de la fréquence, même dans les
pays où le climat est favorable à son développement, le myxœdème est en somme une maladie assez rare ; et d'ailleurs,
de ce qu'on le rencontre de préférence ici ou là, il ne s'en-
suit pas que l'on puisse conclure à une véritable endémie

dans ces lieux. Vit-on jamais non plus le myxœdème subir
par moments des recrudescences et sévir tout à coup avec
une intensité telle qu'on se trouve presque en face de véritables épidémies ? Je ne sache pas que le cas ait été jamais
signalé. Qu'arrive-t-il, au contraire, dans les contrées où
le béribéri est endémique ? A l'état habituel, il fait de nombreuses victimes, sans compter ces sortes de recrudescences dans lesquelles la maladie sévit cruellement dans un
point limité du territoire, dans un port ou dans un navire ;
et tous les Portugais ayant habité le Brésil connaissent le
béribéri comme un Parisien la fièvre typhoïde ou la diphthérie. Voilà donc déjà une différence bien tranchée.

Occupons-nous maintenant des symptômes eux-mêmes
des deux affections et prenons le principal signe du myxœdème, celui qui se trouve mentionné dans le nom même
de la maladie : je veux parler de l'œdème. Examinons ce
symptôme avec quelques détails, et nous y trouverons encore de quoi différencier nettement les deux maladies.
Dans le myxœdème, en effet, l'œdème est tout particulier ;
il est dur ; le doigt appuyé sur la peau n'enfonce pas, et il
ne laisse ensuite aucune empreinte. Ce caractère spécial,
qui a une véritable valeur diagnostique et peut servir à
faire distinguer le myxœdème des autres œdèmes : cardiaque, brightique, etc., nous servira aussi à le distinguer de
l'infiltration de la forme œdémateuse du béribéri. En outre,
il existe toujours dans le myxœdème, et l'on n'observe pas de
formes analogues à la forme paralytique du béribéri, dans
lesquelles on peut ne pas rencontrer le plus petit degré
d'infiltration séreuse du tissu cellulaire. Quant à la parésie
qui complique presque toujours les cas extrêmes de myxœdème, elle semble être exclusivement mécanique, par
surcharge, pour ainsi parler ; et l'on pourrait en dire autant de l'atrophie musculaire qui l'accompagne dans ces
cas. Les analogies relevées par M. Féris ne sont donc pas,
nous semble-t-il, suffisantes pour permettre d'identifier
complètement ces deux affections.

Il est encore une autre maladie avec laquelle on a voulu

identifier le béribéri, c'est le lathyrisme. Au moment où
M. Proust fit à l'Académie de médecine la relation de l'épidémie de lathyrisme qu'il avait observée en Algérie quelques mois auparavant (1), dans la discussion qui suivit
cette communication, M. Le Roy de Méricourt, s'appuyant
sur la similitude apparente des symptômes caractérisant les
deux affections, voulut les faire rentrer l'une dans l'autre
et assimiler le béribéri à l'intoxication par les graines de
gesse. Il est incontestable que l'alimentation joue un rôle
très net dans la production du béribéri, et cela est si vrai,
qu'en 1871 M. Dechambre a pu signaler les analogies
symptomatiques frappantes qui existaient entre cette affection et l'anémie régnante pendant le siège de Paris (2).
Mais si les deux maladies se rapprochent l'une de l'autre
à ce point de vue, elles sont bien nettement séparées par des
différences très tranchées, sans compter que le lathyrisme
ne se manifeste jamais sous la forme œdémateuse, qui est
de beaucoup la manière d'être la plus fréquente du béribéri. Ces différences ont été indiquées et bien mises en
lumière par M. Marie (3), qui a mis en regard dans un
tableau les symptômes paralytiques principaux du béribéri
et du lathyrisme pour les opposer les uns aux autres. Nous
ne rappellerons que les principaux : paraplégie flaccide
dans le béribéri, spasmodique dans le lathyrisme ; diminution ou perte des réflexes tendineux dans le premier,
exagération très nette et phénomène du pied dans le second; pas d'atrophie musculaire dans le lathyrisme, tandis
qu'elle existe toujours notablement chez tous les malades
atteints de béribéri paralytique, quel que soit le degré de
la paralysie.

On voit qu'il y a là de quoi différencier deux affections,
surtout quand on considère les points de ressemblance,
qui demeurent en bien petit nombre et de bien mince im-

(1) *Acad. méd.*, juillet 1883.
(2) Dechambre. *Gaz hebd.*, 1871, p. 167.
(3) P. Marie. — *Lathyrisme et béribéri (Prog. méd.*, 1883.)

portance, après que l'on a délimité dans chaque maladie la nature de la paraplégie, qui était en somme le plus grand point de contact, à un examen peu approfondi. Il ne reste plus alors comme symptômes communs que les troubles de la miction, beaucoup plus fréquents d'ailleurs dans le lathyrisme, et la diminution ou l'abolition de la puissance génitale qui semble être la règle dans les deux maladies. On peut donc dire avec Marie que « abstraction faite de la nature et des causes du lathyrisme et du béribéri, le tableau clinique présenté par l'une et l'autre de ces deux affections est trop différent pour qu'on puisse admettre leur analogie. »

Un médecin brésilien, M. de Lacerda (1) a également voulu faire du béribéri une maladie par intoxication. Selon lui, ce n'est plus des graines de gesse qu'il s'agit; mais des grains de riz. M. de Lacerda n'a pas été conduit dès l'abord à chercher un aliment béribérigène, il s'est d'abord appliqué à démontrer la nature *infectieuse, parasitaire* de la maladie. Pour cela, il fit au bout de la langue d'un malade une piqûre avec une aiguille, et cultiva dans du bouillon de vache le sang ainsi recueilli. Dans le liquide de culture il trouva des microbes, dont il observa soigneusement l'évolution : globules réfringents se transformant en un réticulum ; et enfin, troisième phase, réduction et transformation en bâtonnets. L'inoculation de ce bouillon à des lapins les tuait plus ou moins rapidement, et à l'autopsie on retrouvait en grand nombre dans les organes, les bacilles découverts dans le liquide de culture. M. de Lacerda a indiqué les propriétés du microbe du béribéri. Il vit dans l'alcool et est *aérobie* ; il ne supporterait pas une température de 90°.

Mais ce n'est pas tout. L'auteur apprit alors qu'un malade atteint de béribéri avait consommé une grande quantité de riz dont une partie était altérée. Il examine les grains

---

(1) *Acad. méd.*, 29 janvier 1884 (Rapport de M. Rochard sur le travail de M. de Lacerda).

atteints et il y retrouve son microbe. Il fait manger des mêmes grains à un rat, qui en meurt et dans les organes duquel il retrouve toujours le même bacille. Il fait alors bouillir ce riz altéré, et cultive dans le liquide ainsi recueilli, le même bacille qu'il avait cultivé dans le sang pris sur la langue de ses malades. Tout cela est d'une clarté et d'une précision parfaites — sauf peut-être ceci : à savoir que M. de Lacerda, après avoir observé que son bacille ne résiste pas à une température de 90°, a ensemencé son second bouillon de culture avec des grains de riz qu'il avait fait bouillir dans l'eau.

Quoi qu'il en soit, M. Rochard ne s'est pas montré satisfait. Il s'est méfié de l'enthousiasme scientifique de M. de Lacerda, qui venait successivement de découvrir le microbe du venin des serpents, celui de la fièvre jaune et celui du béribéri — et il a demandé, comme preuve, que l'inventeur envoyât de son bouillon de culture à M. Pasteur, qui jugerait en dernier ressort. Je ne sache pas que M. de Lacerda nous ait expédié des tubes de son microbe — et puis, qui sait? il n'eût peut-être pas supporté la traversée.

Kœniger a décrit récemment une épidémie de béribéri qu'il a observée à Manille pendant les années 1882 et 1883 (1). Dans un chapitre qu'il consacre spécialement à la nature de la maladie, il ramène à deux opinions les diverses théories qui ont été émises sur la pathogénie du béribéri. La première fait résider la cause de la maladie dans un trouble de la nutrition. La seconde l'attribue à un poison spécifique. Wernich, un des défenseurs de celle-là, appelle le béribéri : « Une maladie constitutionnelle chronique de « l'hématose et du système vasculaire, certainement de « nature non miasmatique. » Scheube, au contraire, est le champion de la seconde opinion. Kœniger ne connaissait pas, au moment où il écrivait, le second mémoire de cet

---

(1) Kœniger. — *Ueber epidemisches Auftreten von Béribéri in Manila* (*Deutsch. Arch. f. klin. Med.*, 1884, p. 419.)

auteur, car il donne comme objection que la névrite trouvée par lui ne l'a pas été dans des cas de béribéri purs, mais compliqués de fièvre typhoïde et de syphilis cérébrale, et nous verrons que les résultats des premières recherches de Scheube ont été pleinement confirmées par la seconde série de ses examens. Néanmoins Kœniger ne révoque pas absolument en doute les résultats obtenus. Mais il nie que la cause première de la maladie réside dans cette névrite. Il faudrait, dit-il, la preuve que les altérations siégeant dans les muscles et le système vasculaire sont secondaires et dépendent de la lésion des nerfs. En outre, selon lui, pourquoi aller chercher au dehors une cause au mal dans un élément étranger, tandis que nous pouvons le trouver au dedans de nous, dans une sorte d'amoindrissement dans l'ensemble de notre organisme. Ainsi, pour Kœniger, la cause du béribéri réside dans un trouble de la nutrition. Et cela est si vrai, dit-il, que « j'ai été à même d'affir-
« mer à des Indiens qui vivaient dans des maisons infestées
« de béribéri, mais qui se distinguaient par une bonne
« nutrition générale, qu'ils seraient épargnés par le mal,
« et je ne me suis jamais trompé ». Selon cet auteur, dans le cas particulier, dans l'épidémie qu'il décrit, la misère, les chagrins, la peur suscitée par l'épidémie, ont joué un grand rôle dans le développement de cette altération de la nutrition.

Ce fait n'est pas, d'une façon absolue, caractéristique d'une maladie par trouble de la nutrition. On ne conteste plus guère aujourd'hui la nature infectieuse de la fièvre typhoïde, de la pneumonie, de la diphthérie, et cependant l'on sait que l'affaiblissement, les privations, la misère physique et physiologique sont des causes prédisposantes d'une efficacité indéniable, et ne constituent en somme qu'une porte d'entrée. Il pourrait bien en être de même pour le béribéri.

Arrivons maintenant aux auteurs qui font du béribéri une *névrite* de *nature infectieuse*. Dans un mémoire paru presque en même temps que le premier travail de Scheube, Baelz (1), compare le béribéri à ces névrites qu'on observe dans les paralysies périphériques, et il pousse la comparaison jusqu'à faire de ces névrites observées dans nos climats de véritables cas de béribéri sporadique.

Dans son premier travail, Scheube n'avait apporté, et on le lui a reproché, que des cas non absolument purs de Kakké. Mais dans le second, il fournit une série de dix-sept autopsies dont les résultats sont identiques et il maintient sa théorie qu'il avait ainsi résumée en quelques mots : « Dans la forme atrophique ce sont principalement « les filets moteurs avec les muscles, qui sont atteints. « Dans la forme œdémateuse, les vaso-moteurs. Dans la « forme pernicieuse, les pneumogastriques. Dans les formes « rudimentaires, tous les nerfs ne sont que légèrement « touchés. »

Scheube décrit minutieusement chacune de ses autopsies en particulier ; l'aspect macroscopique des organes, les préparations microscopiques des viscères, des nerfs, qui ont été faites. Constamment, il a rencontré les altérations bien connues de la névrite : segmentation de la myéline, résorption de la myéline et du cylindre axe ; prolifération nucléaire dans le tissu conjonctif intrafasciculaire, et dans ce même tissu altérations inflammatoires très nettes au niveau des vaisseaux, pouvant arriver à la longue jusqu'à une véritable cirrhose. La dégénérescence est toujours beaucoup plus accentuée dans les branches musculaires des nerfs que dans les troncs, qui peuvent même quelquefois être normaux.

Macroscopiquement la moelle a toujours paru normale, sauf une légère hyperhémie et de l'épanchement dans les méninges. L'examen microscopique a été fait dans six cas. Cinq fois elle a été trouvée normale. Dans un cas de son

(1) Baelz. — *Ueber das Verhältniss der multiplen periphe-rischen Neuritis zur Beriberi (Panneuritis endemica) (Zeitscht f. klin. Med., 1882).—Mittheilungen der deutsch. Gesellschaf. f. natur. und Völkerkunde Œstasiens*, 1882.

premier travail, l'auteur a noté à la partie moyenne de la portion dorsale une atrophie et une disparition partielle des cellules des cornes antérieures. Mais il considère cette lésion comme secondaire. Dans un cas les racines rachidiennes émanant de la moelle lombaire présentaient un certain degré de prolifération nucléaire, ainsi que les ganglions spinaux y attenant. .

Scheube n'est d'ailleurs pas le seul qui ait trouvé des altérations de la moelle dans des autopsies de béribéri. M. Ballet en a publié un cas (1). Le malade avait été atteint au Brésil de béribéri à forme paralytique. Puis une atrophie musculaire des quatre membres était survenue ; beaucoup plus prononcée aux membres inférieurs. Quand M. Ballet le vit, la paralysie disparaissait, mais l'atrophie était encore considérable. Le malade mourut tuberculeux, et à l'autopsie, on trouva une atrophie des grandes cellules des cornes antérieures de la moelle, comme dans l'atrophie musculaire progressive, marquée surtout à la région lombaire et principalement à gauche. Ces lésions ne sont évidemment pas caractéristiques du béribéri, mais sont le résultat d'une détermination vers la moelle, dont les autres traces avaient complètement disparu. Mention n'est pas faite de l'examen des nerfs.

Plus récemment, M. P. Mendès (de Bahia) a trouvé également des lésions de la moelle (2). Mais il déclare ne pas accepter de théorie purement anatomo-pathologique, sans s'expliquer plus longuement au sujet des rapports de cause à effet qui peuvent exister entre les lésions constatées et le béribéri. Dans la substance blanche, il a noté, *seulement au niveau des cordons de Goll,* une altération notable des fibres nerveuses sans néoformation embryonnaire dans la névroglie. Dans la substance grise, les lésions sont beaucoup plus accentuées dans les régions cervicale et lom-

---

(1) Ballet. *Sur une forme de paralysie générale spinale curable consécutive au béribéri.* — Soc. anat., juillet 1883.

(2) P. Mendès. *Contribuição ao estudo do beriberi.* — *Gaz. med. da Bahia,* sept. et oct. 1884.

baire, dans cette dernière surtout, et là elles prédominent dans les cornes postérieures. Elles consistent en une atrophie et une disparition des cellules nerveuses, sans lésions appréciables de la névroglie, qui n'est qu'un peu épaissie. En outre, il a observé des corps granuleux nombreux et, fait important, la présence de *parasites* dans le calibre des vaisseaux dilatés. Il ne s'étend pas sur ce dernier point, se réservant de décrire ultérieurement ces microbes, qu'il ne fait actuellement que constater. Du côté des nerfs rachidiens, il a noté les lésions de la névrite dans les racines antérieures et postérieures et dans le tronc des nerfs, au delà du ganglion rachidien. Les nerfs pneumo-gastriques, dans lesquels il s'attendait à trouver des altérations, probablement en raison des symptômes constatés pendant la vie, mais dont il ne fait pas mention, n'ont pu être examinés. Et le fait est d'autant plus regrettable, que cet examen eût pu venir confirmer les résultats obtenus par Scheube relativement à ces mêmes nerfs (1).

En effet, il insiste particulièrement sur les désordres fonctionnels liés à la névrite du pneumogastrique. Neuf fois il a trouvé des lésions plus ou moins légères dans les rameaux cardiaques de ce nerf, dans le plexus cardiaque, dans la branche du sillon longitudinal du cœur, deux fois dans le tronc même du nerf et dans le recurrent. « Rien « d'étonnant, ajoute-t-il, à ce que les altérations constatées « dans le nerf vague et ses branches aient été moins pro- « noncées que dans les nerfs périphériques ; car ce sont « des nerfs vitaux. La mort arrive avant que les lésions « aient pu y atteindre un aussi haut degré que dans les « nerfs périphériques. »

Dans un cas où les signes de l'emphysème pulmonaire avaient été constatés pendant la vie, on trouva à l'autopsie

---

(1) Le travail de M. P. Mendès est encore en cours de publication et dans la dernière partie parue il décrit les lésions des nerfs périphériques, promettant de s'occuper ultérieurement des altérations des ganglions rachidiens et des petits ganglions nerveux périphériques.

de la dégénérescence des nerfs du poumon. Et à ce propos l'auteur rappelle les cas de Tuckzek et de Langer, dans lesquels, entre autres symptômes, la névrite du pneumogastrique s'était manifestée par de l'emphysème pulmonaire.

Il rapproche les lésions inflammatoires qu'il a notées deux fois dans le myocarde, de celles qui ont été décrites dans la diphthérie. (Birch-Hirschfeld-Leyden), et dans ces cas il attribue les symptômes cardiaques observés non seulement à la lésion du nerf vague, mais aussi à la myocardite.

En parlant plus haut de la théorie de Lodewijks et Weiss, nous avons vu que Scheube n'avait que rarement rencontré l'athérome et jamais en assez grande quantité pour pouvoir en faire la cause du béribéri.

Les différents organes ne présentent pas d'altérations caractéristiques. La dégénérescence granulo-graisseuse a été observée dans le foie et les reins. De petits foyers ont été également rencontrés dans ces organes, ainsi que dans les muscles. L'hypertrophie de la rate, notée souvent, est attribuée à la malaria, qui sévit d'une façon endémique à Java, et nullement au béribéri.

L'ankylostôme duodénal, très fréquent dans ce pays, a été observé treize fois sur quinze, et il ne serait pas, suivant l'auteur, sans une certaine influence sur le développement de l'anémie souvent si prononcée dans la maladie.

Parmi les collections séreuses, c'est l'hydropéricarde qui s'est rencontré le plus fréquemment (75 fois sur 100 en moyenne), mais souvent en si petite quantité, qu'on ne peut guère lui faire jouer un rôle dans le mécanisme de la mort.

Quant aux complications, la tuberculose est rare (deux fois en tout), de sorte que l'auteur croit à une sorte d'incompatibilité entre les deux maladies, fait qui avait aussi été constaté par Wernich. Les autres complications sont sûrement accidentelles.

En ce qui concerne les micro-organismes, que Scheube

a recherchés dans tous les organes avec le plus grand soin, il n'a pu en découvrir nulle trace. Il aurait fourni par là la preuve indéniable de la nature infectieuse de cette névrite qui constitue le béribéri. Il a bien deux fois, dans de petits foyers du foie et de la rate, observé des bacilles et des coccus, mais il est évident pour lui qu'ils sont le résultat d'altérations post-mortem. Malgré cela il n'en maintient pas moins que la maladie est de nature infectieuse et selon lui « plusieurs faits plaident en faveur de « cette hypothèse, à savoir : 1º l'altération granulo-grais- « seuse des parenchymes : foie et reins ; 2º les petits foyers « plusieurs fois constatés dans le foie, les reins, le cœur « et les muscles. Enfin les cas aigus paraissent être accom- « pagnés d'un gonflement, il est vrai, peu accentué, de la « rate ». Et, ici, l'auteur fait allusion aux cas observés au Japon, car, ainsi que nous l'avons vu, l'hypertrophie de la rate ne peut avoir de valeur à ce point de vue dans un pays où la fièvre intermittente est aussi fréquente qu'à Java.

Tels sont les résultats des recherches de Scheube. Il nous semble qu'ils ont nettement établi l'anatomie pathologique du béribéri. Quant à la cause première de cette névrite multiple, quant à la nature intime de la maladie, il faut encore de nouvelles recherches pour éclairer définitivement ce point obscur de pathologie exotique.

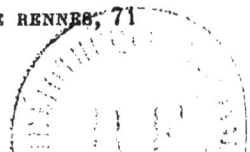

PARIS. — IMP. V. GOUPY ET JOURDAN RUE DE RENNES, 71

www.ingramcontent.com/pod-product-compliance
Lightning Source LLC
Chambersburg PA
CBHW050459210326
41520CB00019B/6279